RAPPORT

SUR LA

VALEUR COMPARATIVE DE CERTAINS

PROCÉDÉS DE DÉSINFECTION

RAPPORT

SUR LA

VALEUR COMPARATIVE DE CERTAINS

PROCÉDÉS DE DÉSINFECTION

Commissaires : MM. TARDIEU, CAZALIS

Rapporteur : M. FERMOND.

BIBLIOTHÈQUE IMPÉRIALE
IMPR.

Extrait du tome II
du *Recueil des travaux de la Société d'émulation pour les sciences pharmaceutiques.*

PARIS
IMPRIMERIE DE PILLET FILS AINÉ
RUE DES GRANDS-AUGUSTINS, 5.

1858

RAPPORT

SUR LA

VALEUR COMPARATIVE DE CERTAINS

PROCÉDÉS DE DÉSINFECTION

M. le directeur de l'assistance publique, sollicité par deux fabricants de liquide à désinfecter, s'est décidé, en 1856, à nommer une commission chargée d'expérimenter comparativement à la Salpêtrière leurs deux moyens de désinfection. Cette commission, primitivement composée de MM. les docteurs Bouchardat, Moissenet et Tardieu, s'est trouvée plus tard modifiée par l'introduction de M. Cazalis à la place de M. Moissenet, appelé à faire le service d'un autre hôpital que la Salpêtrière, et de M. Fermond à la place de M. Bouchardat, qui, surchargé de nombreuses occupations, ne pouvait suivre les expériences avec tous les soins désirables.

Les deux liquides qui ont dû être soumis à des essais comparatifs sont : 1° le *liquide désinfectant* de M. Ledoyen, 2° et le *liquide antiméphitique* de M. Larnaudès ; mais nous dirons de suite que nous avons pu leur comparer par la même occasion le procédé de M. Krammer, en usage depuis quelque temps déjà à la Salpêtrière, et le désinfectant par excellence, le *chlore*, combiné aux bases alcalines, soude ou chaux.

Avant d'entrer dans les détails de l'expérimentation à laquelle nous nous sommes livrés, nous devons dire d'abord que le nombre des substances qui ont été essayées comme désinfectantes est très-considérable, que des empiriques, sans aucune notion de chimie, ont constitué des mélanges les plus hétérogènes et les plus incapables d'atteindre le but qu'ils se proposaient ; qu'il en est qui se sont plutôt préoccupés de masquer la mauvaise odeur de l'air en faisant des compositions aromatiques qui, très-diffusibles, se volatilisaient facilement, tandis que d'autres se servaient de matières grasses ou goudronneuses qui, se répandant à la surface des matières infectes, devaient emprisonner les gaz et les empêcher de se répandre dans l'atmosphère ; qu'enfin les hommes les plus expérimentés, ceux qui comprenaient que c'était la décomposition du principe délétère qu'il fallait opérer, les chimistes en un mot, sont les seuls qui aient réellement rendu service à l'hygiène publique.

Nous ne ferons point ici l'historique de tous les procédés, brevetés ou non, qui ont été proposés comme agents de désinfection. Nous nous bornerons à établir d'une manière générale :

1° Que les acides volatils, azotique, chlorhydrique, acétique, etc., peuvent dans quelques cas agir avec efficacité, en neutralisant les matières animalisées ammoniacales, ou même quelquefois en modifiant chimiquement les mêmes matières. On les a souvent employés avec succès pour purifier de grands bâtiments inhabités ;

2° Que les acides nitreux et sulfureux produisent dans certains cas d'excellents effets, en désoxygénant les substances organiques ;

3° Que le chlore et les hypochlorites alcalins, les meilleurs désinfectants connus, décomposent toutes les matières organiques en s'emparant de leur hydrogène ;

4° Que les alcalis, tels que la potasse, la soude, la chaux vive, l'ammoniaque, etc., agissent particulièrement en neutralisant les acides carboniques, sulfhydrique, ou peut-être d'autres acides organiques volatils dont la nature est complètement inconnue ;

5° Que certains sels solubles dont le métal peut former avec le soufre un sulfure insoluble, agissent efficacement sur le gaz sulfhydrique et le sulfhydrate d'ammoniaque, qui sont très-délétères ;

6° Que dans tous les cas la ventilation est le complément indispensable de toute désinfection.

Depuis la découverte du chlore, on peut réellement dire qu'il n'a été trouvé aucun désinfectant nouveau ; car tous les procédés mis en pratique depuis cette époque ne sont évidemment que des applications des principes depuis longtemps connus en chimie et qui se bornent particulièrement à la neutralisation de l'ammoniaque et à la décomposition de l'acide sulfhydrique et du sulfhydrate d'ammoniaque. Voilà pourquoi les sels solubles de fer, de zinc, de cuivre, de manganèse, de plomb, ou même les oxydes de ces métaux, qui se trouvent à bas prix dans le commerce, ont été préconisés avec un succès à peu près égal ; mais il faut faire observer que, sous ce rapport, les sels ont un avantage sur les oxydes, parce que ces derniers sont tout à fait incapables de saturer l'ammoniaque toute formée ou celle qui résulterait de la décomposition du sulfhydrate d'ammoniaque ; au contraire, l'acide du sel pouvant saturer cette ammoniaque, doit nécessairement conduire à employer les sels métalliques de préférence aux oxydes ; et encore, comme nous le verrons plus loin, n'arrive-t-on pas avec eux à neutraliser tout le gaz ammoniac.

Il semble, au premier abord, que rien ne soit plus facile à exécuter que de comparer plusieurs désinfectants et de décider celui qui l'emporte sur l'autre en efficacité ; mais dès que l'on entre dans la voie de l'expérimentation, on trouve des difficultés sans nombre qui doivent mettre en garde contre une opinion trop nettement formulée. Cela tient à ce que nous ne possédons aucun réactif indiquant la plupart des odeurs autres que l'acide sulfhydrique et l'ammoniaque qui entrent dans la composition d'une atmosphère, et à ce que l'organe qui perçoit les odeurs, le nez, ne peut pas à la fois sentir la modification apportée à telle atmosphère méphitique par l'un et l'autre désinfectant. C'est la mémoire du nez, si l'on peut s'exprimer ainsi, qui feit défaut pour comparer exactement, par exemple, l'état de désinfection d'une salle hier et l'état de désinfection de la même salle aujourd'hui. D'un autre côté, les mauvaises odeurs doivent leur infection à une si grande quantité de substances diverses que la chimie est loin de nous avoir donné une idée exacte de leur composition, et, à part l'hydrogène sulfuré, le sulfhydrate d'ammoniaque, l'ammoniaque et quelques autres, on peut dire que la chimie des odeurs infectes est entièrement à faire.

Cette difficulté, pour ainsi dire insurmontable, a été le sujet de nos plus incessantes préoccupations, et c'est en variant les méthodes d'expérimentation, en faisant varier les circonstances au milieu desquelles nous avons opéré que nous sommes arrivés à une solution sinon parfaite, du moins approchant autant que possible de la vérité.

Toutes nos expériences comparatives ont été faites :

1° Sur des égouts et des fosses d'aisance ;

2° Sur des matières fécales ;

3° Sur l'atmosphère des salles infectées ;

4° Sur des matières animales en putréfaction ;

5° Sur des matières animales facilement putrescibles, mais non en voie de putréfaction.

A. — Expériences sur des égouts et des fosses d'aisance.

Depuis quelque temps, les fosses d'aisances de la Salpêtrière, ainsi que les égouts, sont l'objet d'une désinfection spéciale. Cette désinfection, opérée à l'aide d'un liquide à base de fer, par M. Krammer, a apporté une amélioration sensible dans les égouts et les fosses d'aisance; mais pourtant il faut dire qu'il y avait des latrines tellement infectes (en particulier celles de Saint-Léon), malgré l'usage du procédé Krammer, que les personnes qui y pénétraient étaient aussitôt prises d'un sentiment de dégoût qui allait souvent jusqu'à leur soulever le cœur.

C'est dans ces conditions que nous avons fait exécuter la désinfection de ces latrines successivement par les trois moyens que nous allons indiquer. Mais comme elles donnent sur un égout qui, partant de la cour Lassay, traverse le bâtiment Saint-Charles pour arriver au bâtiment Saint-Léon en passant devant l'église, nous avons dû comprendre dans cette désinfection non-seulement toute la longueur de l'égout, mais aussi toutes les latrines qui s'y jettent.

Désinfection par le liquide de M. Ledoyen. — Le liquide de M. Ledoyen consiste en une dissolution d'azotate de plomb dans la proportion de 10 kilogrammes d'azotate cristallisé pour 100 litres d'eau. Cette liqueur marque 12° à l'aréomètre.

Pour opérer la désinfection de l'égout et des latrines qui s'y rendent, M. Ledoyen a envoyé un homme tous les jours, pendant un mois environ. Cet homme a employé chaque jour 10 litres de son liquide, plus ou moins étendu d'eau, et qui servait dans cet état à laver les dalles, les siéges et les cuvettes, ainsi que les parois des murs. De là, le liquide, en s'écoulant, s'épandait sur les parois inférieures et internes de la fosse et se rendait dans l'égout.

Dès les premiers jours il y avait une amélioration notable dans les fosses de Saint-Léon, et l'on pouvait dès lors entrer dans les latrines sans éprouver cette sensation de dégoût que nous avons indiquée. Toutefois, la désinfection ne pouvait suffire pour vingt-quatre heures ; car, faite le matin de huit à neuf heures, on n'en ressentait bons les effets que jusqu'à cinq ou six heures du soir, plus ou moins, selon le vent, le changement de temps, la chaleur, etc. Nous pouvons dire que le procédé de M. Ledoyen est, après le procédé par les chlorures, le meilleur de ceux que nous ayons employés.

On a reproché à ce procédé la formation d'une certaine quantité de sulfate de plomb qui tache en blanc les dalles sur lesquelles on jette ce liquide ; mais ce reproche n'a que peu de valeur. puisque ce sulfate peut être aussitôt enlevé avec de l'eau pure. On lui a reproché aussi la formation d'une couche noire de sulfure de plomb dans les bassins métalliques ou dans les lieux où se font les aspersions ; mais un reproche mieux fondé, selon nous, porte sur l'impuissance de l'azotate de plomb à absorber toute l'ammoniaque des latrines, question importante sur laquelle nous reviendrons un peu plus loin.

Ce liquide, au dire de M. Ledoyen, pouvant être livré à l'administration à raison de 20 centimes le litre, la désinfection de l'égout précité et des latrines qui y aboutissent reviendrait donc en moyenne, à 2 francs par jour, ou à 730 francs par an.

Désinfection par le liquide de M. Larnaudès. — M. Larnaudès est l'inventeur d'une eau dite *antiméphitique*, avec laquelle des expériences semblables ont été faites. Ce liquide, dont la composition exacte ne nous a jamais été donnée, bien que promise fort souvent, paraît être formé par une dissolution dans l'eau de sulfate de zinc, auquel on aurait ajouté un peu de sulfate de cuivre pour constituer une invention brevetable. Or ni le sulfate de zinc ni le sulfate de cuivre ne doivent être regardés comme de nouveaux agents de désinfection, puisque le sulfate de zinc a été employé comme tel bien avant M. Larnaudès, par MM. Siret, Gagnage et Regnault, Salmon, etc.; et puisque le sulfate de cuivre, employé d'abord par M. Paulet, a l'énorme inconvénient de coûter 10 fois plus cher que le sulfate de fer, sans agir plus efficacement. Quoi qu'il en soit, M. Larnaudès a eu, comme son concurrent, les mêmes latrines et le même égout à désinfecter. Un homme est venu tous les jours, pendant un mois, pour en opérer la désinfection avec son eau antiméphitique. Bien que la désinfection se fasse parfaitement par ce liquide, néanmoins les résultats que nous avons obtenus sont assez loin d'avoir été aussi extraordinaires que semblaient le dire les personnes intéressées à le faire valoir. Tout d'abord on a pu lui reconnaître un grave inconvénient que ne présentait pas le liquide de Ledoyen. Au moment où l'on s'en servait, on sentait dans l'arrière-bouche un goût métallique appartenant particulièrement au cuivre et qui était assez prononcé pour que les personnes ignorantes de la composition du liquide pussent aussitôt le reconnaître. Indépendamment de ce goût cuivreux, on reconnaissait encore le goût styptique appartenant au sel de zinc, et que les mêmes personnes comparaient au goût de l'encre.

Si ce goût était si prononcé, quand au contraire dans la désinfection par le liquide Ledoyen on ne percevait pas la saveur sucrée et astringente du sel de plomb, ce n'est point que les sulfates de zinc et de cuivre soient plus volatils que l'azotate de plomb, mais cela nous paraît tenir uniquement aux soins particuliers que prenait l'homme de M. Larnaudès pour s'entourer de toutes les circonstances les plus favorables à la complète désinfection. Aussi a-t-on pu remarquer que les murs étaient mieux aspergés, les dalles, les siéges et les cuvettes tenus plus propres et mieux lavés. Or, pendant cette large dispersion du liquide, une certaine portion était mécaniquement entraînée dans l'atmosphère par les courants d'air, et entrant par le nez dans l'arrière-bouche, y produisait la sensation d'astriction métallique dont nous avons parlé.

Il semblerait, d'après ces soins de propreté extrêmes, que le désinfectant de M. Larnaudès dût avoir un effet plus marqué et plus persistant; il n'en est cependant rien, puisque la désinfection se faisant le matin de huit à neuf heures, la mauvaise odeur, qui avait bien disparu par le lavage et les aspersions, reparaissait de nouveau vers midi ou une heure. Or, nous avons vu qu'avec le liquide de Ledoyen la mauvaise odeur ne revenait que vers cinq ou six heures. Il reste donc établi que tandis que la liqueur de M. Larnaudès exerce son action pendant quatre ou cinq heures, celle de M. Ledoyen prolonge la sienne pendant huit ou neuf heures, ce qui est environ le double.

Le prix de revient de la désinfection des lieux précités au moyen du liquide de Larnaudès est établi de la manière suivante : On a employé en moyenne huit litres de liqueur antiméphitique, qui, à raison de 27 centimes le litre (le plus bas prix auquel M. Larnaudès pourrait la livrer à l'administration), font une moyenne de 2 francs 16 centimes par jour, ou 788 francs 40 centimes pour l'année, ce qui fait 58 francs 40 centimes de plus que par le liquide de Ledoyen, qui, nous l'avons vu, agit avec une efficacité presque double.

Des expériences faites dans les latrines de la conciergerie ne laissent d'ailleurs aucun doute sur la rapidité avec laquelle ce liquide a agi sur l'odeur infecte qui y régnait ; mais il faut dire que la quantité de liquide employé a été véritablement énorme.

Désinfection par l'hypochlorite de chaux. — Ayant journellement entre les mains l'hypochlorite de chaux (chlorure de chaux sec), nous avons dû nécessairement y penser et nous en servir pour opérer la désinfection des mêmes lieux que ceux sur lesquels avaient été essayés les liquides de MM. Ledoyen et Larnaudès. Dans ce but, on a délayé trois kilogrammes de chlorure de chaux sec dans une dizaine de seaux d'eau. On a eu soin de décanter quatre seaux du liquide de manière à l'avoir assez clair pour le nettoiement des dalles, des siéges ou de toute autre partie frappant la vue et que l'on ne voulait pas blanchir. Le reste du chlorure, bien divisé dans les six autres litres d'eau, a été jeté dans les fosses de manière à l'étendre sur la plus grande surface possible de leurs parois intérieures. On a continué l'opération tous les jours pendant un mois environ. Voilà alors ce qui a été observé : Dans les premiers jours, dès que l'on a projeté le liquide, soit dans les fosses, soit à l'extérieur, il s'est aussitôt formé un nuage assez épais de vapeurs blanches dues à la formation d'une certaine quantité de chlorhydrate d'ammoniaque ; mais peu à peu cette vapeur s'est fort atténuée, de sorte que quelques jours après elle n'était qu'à peine visible. La formation de cette vapeur était surtout extrêmement abondante dans les latrines de Saint-Léon, que nous avons dit être les plus infectes. Or dix jours après elles ne produisaient pas plus de vapeurs que les autres latrines (1).

Il est permis de conclure, ce nous semble, que ces latrines et ces fosses, quoique désinfectées d'abord par le procédé Krammer, ensuite par celui de M. Ledoyen, puis par celui de M. Larnaudès, contenaient, soit dans leur atmosphère, soit surtout infiltrée dans la substance même des pierres ou des matières poreuses qui les constituent, une grande quantité d'ammoniaque que le chlore a attiré ou a été chercher pour produire le chlorhydrate d'ammoniaque en question, et si plus tard on a continué à voir se former de pareilles vapeurs, quoique bien moins abondantes, cela tient à ce que chaque jour il se forme de nouvelles quantités d'ammoniaque sur laquelle le chlore exerce son action habituelle.

Il résulte de cet exposé que, tandis que l'ammoniaque des fosses d'aisances disparaît à peu près totalement par l'usage du chlorure, il n'y a au contraire qu'infiniment peu d'ammoniaque absorbée par les autres désinfectants avec lesquels nous avons opéré.

Du reste, la désinfection a été, à peu de chose près, la même que par le procédé de M. Ledoyen ; c'est-à-dire que, faite le matin

(1) Nous rappellerons ici que le chlore ne se combine pas directement avec l'ammoniaque, mais que celle-ci est en partie décomposée par ce métalloïde en hydrogène et en azote. Le premier de ces corps se combine au chlore pour faire de l'acide chlorhydrique, qui à son tour s'unit avec de l'ammoniaque pour constituer le sel ammoniac. Il y a une certaine quantité d'azote qui reste libre ; mais on sait que ce gaz est sans odeur.

de huit à neuf heures, on ne commençait à percevoir la mauvaise odeur que vers cinq ou six heures du soir.

Chaque jour on a employé 3 kilog. de chlorure sec, lesquels, à raison de 52 c. le kilogramme, font une dépense journalière de 1 fr. 56 c., ou, en moyenne, 569 fr. 40 c. par an.

On voit donc qu'il y a par ce désinfectant une économie pour l'administration de 219 fr. par an sur le procédé Larnaudès, qui certes ne le vaut pas, et une économie de 160 fr. 60 c. sur le procédé Ledoyen, qui s'en rapproche le plus quant à la durée de la désinfection, mais qui ne détruit qu'une faible proportion d'ammoniaque.

A la vérité, et c'est là une considération qui a bien son importance, l'odeur du chlore est assez forte ; elle est même suffocante quand ce corps se trouve répandu dans l'atmosphère en quantité considérable, et pour cette raison ce métalloïde a ses inconvénients, d'abord comme odeur qui ne plaît pas à tout le monde, ensuite comme action spéciale sur l'appareil de la respiration, enfin comme élément qui attaque les métaux. Ce sont là les causes de la défaveur qui s'est attachée au chlore et aux hypochlorites ; mais nous pensons qu'employés avec intelligence il est possible de faire disparaître en grande partie tous ces inconvénients.

Nous ne devons pas négliger de signaler le fait suivant, que nous regardons comme très-concluant. Pendant tout le temps que la désinfection s'est faite dans les latrines et les égouts précités, par l'un des trois procédés Krammer, Ledoyen ou Larnaudès, les hommes attachés à l'entretien des égouts n'ont aperçu que de faibles différences dans l'atmosphère de l'égout. Au contraire, dès que la désinfection a été effectuée par le chlorure de chaux, aussitôt, et sans être prévenus, ils y ont constaté une amélioration considérable, qui les a conduits à venir s'informer du procédé qui était alors employé, et les a fait demander l'emploi du même procédé dans la désinfection des autres égouts.

Nous terminerons ce chapitre en faisant observer que, pour obtenir une désinfection constante dans les latrines et l'égout désignés, il aurait été bon de faire le soir un travail semblable à celui du matin avec le liquide Ledoyen ou avec le chlorure de chaux, ce qui en double nécessairement le prix de revient, lequel se trouverait ainsi porté à 4 fr. par jour ou 1,460 fr. par an pour le premier désinfectant, et à 3 fr. 12 c. par jour ou 1,138 fr. 80 c. pour le chlorure. Pour assurer une désinfection constante avec le liquide de M. Larnaudès, il aurait fallu recommencer les lavages et les aspersions au moins trois fois par vingt-quatre heures.

B. — EXPÉRIENCES SUR LES MATIÈRES FÉCALES.

Les expériences que nous avons faites directement sur les matières fécales sont tout aussi concluantes que celles que nous venons de rapporter sur les égouts et les latrines.

On a disposé deux tonneaux dans chacun desquels on a mis un hectolitre de matières fécales mêlées d'urine. Dans l'un des tonneaux on a versé un litre de liquide de M. Larnaudès et dans l'autre un litre et demi de liquide de M. Ledoyen (1). Après un mélange aussi intime que possible, nous avons constaté que de part et d'autre l'odeur d'hydrogène sulfuré avait complétement disparu, mais qu'il restait toujours une assez forte odeur ammoniacale. Il était bien difficile de décider avec le nez lequel des deux moyens était le plus efficace. Alors nous avons eu recours aux papiers réactifs d'acétate de plomb et de tournesol rougi par un acide, qui plongeaient dans l'atmosphère du tonneau sans toucher aux matières. Au bout de deux heures, le papier de tournesol rougi avait complétement repris sa couleur bleue, tandis que le papier plombique était resté parfaitement blanc.

Nous avons abandonné ces matières à elles-mêmes pendant environ deux mois, pour voir si le gaz sulfhydrique ne se reproduirait point. A cette époque, les papiers réactifs ont été replacés dans l'intérieur vide des tonneaux et nous avons reconnu que le papier plombique restait blanc, tandis que le papier de tournesol rougi recouvrait sa couleur bleue dans l'espace même d'une demi-heure et cela dans l'un comme dans l'autre tonneau.

Pour juger de l'action des désinfectants susnommés sur la destruction totale de l'ammoniaque, nous avons fait ajouter res-

(1) A cette époque, M. Larnaudès offrait son liquide à l'administration au prix de 30 c. le litre, et M. Ledoyen offrait le sien au prix de 20 c. C'était pour établir une parité complète dans le prix de revient que nous avons opéré sur un litre du premier et un litre et demi du second.

pectivement dans les mêmes matières un litre de liqueur de Larnaudès et un litre et demi de liquide Ledoyen. Après une agitation suffisante, on a couvert les tonneaux en plaçant dans l'espace vide un papier de tournesol rougi. Une heure après on a pu observer que le papier était revenu à sa couleur bleue primitive, dans l'un comme dans l'autre tonneau.

Enfin on a encore ajouté respectivement dans chaque tonneau deux litres de liquide de Larnaudès et trois litres de liquide de Ledoyen, et malgré cette énorme addition, le papier de tournesol rougi est redevenu bleu au bout d'une heure, avec cette différence toutefois que le papier était un peu moins bleu dans le tonneau désinfecté par le liquide Ledoyen. Nous avons arrêté là cette sorte de recherches, parce que nous avons reconnu que la destruction complète de l'ammoniaque par ce procédé serait véritablement ruineuse.

Cette expérience ne nous a pas paru suffisante pour juger de l'action des deux désinfectants sur l'hydrogène sulfuré contenu dans les matières fécales. C'est pourquoi nous avons fait mettre dans deux autres tonneaux deux hectolitres de matières fécales avec leurs urines et également partagés. On a ajouté dans l'un un quart de litre, soit 250 grammes de liquide de Larnaudès, et dans l'autre un quart et demi de litre, soit 375 grammes de liqueur Ledoyen. Après le mélange des liqueurs avec les matières on a pu constater une diminution notable de l'odeur hydrosulfurique; mais elle n'avait pas tellement disparu que les papiers plombiques ne fussent bien noircis au bout de quelques heures. Le lendemain on a respectivement ajouté dans les tonneaux une quantité de désinfectant semblable à celle que l'on avait ajoutée la veille, et après le mélange on a couvert les tonneaux en maintenant dans leur espace vide des papiers plombiques. Au bout de quelques heures les papiers étaient un peu noircis et l'on remarquait cette différence, assez légère à la vérité, que le papier réactif sortant du tonneau désinfecté par le liquide de M. Larnaudès avait une nuance plus foncée que celui qui sortait du tonneau désinfecté par le liquide de M. Ledoyen.

Ces expériences ont suffi pour nous donner la conviction que la liqueur de M. Larnaudès, quoique agissant à peu près comme celle de M. Ledoyen dans ces circonstances, lui était cependant un peu inférieure quant à l'intensité de son action désinfectante (1).

Pour compléter ces expériences de comparaison entre les désinfectants qui étaient entre nos mains, nous avons aussi essayé la désinfection avec le chlorure de chaux et le perchlorure de fer. A cet effet, nous avons délayé 500 grammes de chlorure de chaux sec dans deux litres d'eau et on les a ajoutés à un hectolitre de matière fécale. D'un autre côté, nous avons jeté dans un second tonneau, contenant aussi un hectolitre de semblables matières, un liquide fait avec : perchlorure de fer liquide (2) 250 grammes, acide chlorhydrique du commerce 250 grammes, et eau quantité suffisante pour constituer un litre. Pendant l'addition de ce liquide à la matière il s'est produit une telle effervescence, due au dégagement de l'acide carbonique des carbonates contenus dans les matières, qu'il a fallu de toute nécessité ne faire l'addition que peu à peu. Enfin la tuméfaction s'est arrêtée, et après le mélange intime du chlorure de chaux dans le premier tonneau et du chlorure acide de fer dans l'autre, on a placé des papiers réactifs de plomb et de tournesol rougi dans l'espace vide des tonneaux recouverts, et nous avons eu soin d'observer d'heure en heure l'altération des papiers. Au bout d'une heure le papier de tournesol rougi avait à peine changé de couleur ; au bout de trois heures il avait sensiblement bleui ; mais il a fallu attendre six ou sept heures pour avoir un papier bleui à l'égal du papier plongé pendant une heure ou deux dans les tonneaux désinfectés par les moyens de MM. Ledoyen et Larnaudès. Quant au papier plombique, il était encore blanc deux heures après dans le tonneau désinfecté par le perchlorure de fer, tandis que dans le tonneau désinfecté par le chlorure de chaux il avait pris une légère teinte noirâtre.

Il résulte de ces observations que 500 grammes de chlorure de chaux, dont le prix est de 26 cent., désinfectent à peu près aussi bien que 1 litre de liquide de M. Larnaudès, du prix de 27 cent., et que 1 litre et demi de liquide de M. Ledoyen, du prix de 30 cent.,

(1) Au moment où nous terminons ce rapport, M. Larnaudès nous apprend qu'il pourra livrer son liquide à l'administration au prix de 20 c. le litre ; ce qui, dans cette expérience, le rend, à prix égal, d'une efficacité à peu près semblable à celui de M. Ledoyen.

(2) A un tiers de perchlorure sec.

quant à ce qui concerne l'hydrogène sulfuré, et qu'ils absorbent mieux que ces derniers liquides l'ammoniaque libre des matières fécales, quoique pourtant il en reste encore des quantités fort notables.

Quant au perchlorure de fer et à l'acide chlorhydrique, qui coûtent, le premier 47 cent. le kilog., et le second 14 cent., comme nous n'avons employé que 250 grammes de chacun d'eux, nous avons une dépense de 12 cent. pour le perchlorure, et de 4 cent. pour l'acide, en tout 16 cent., qui ont suffi pour désinfecter la même quantité de matières fécales à peu près à l'égal des autres désinfectants employés; d'où il suit que ce procédé serait de beaucoup le plus économique.

Observons toutefois que ce liquide présente des inconvénients qu'il convient de faire ressortir. D'abord, c'est une liqueur très-acide qui ne peut pas être laissée entre les mains de tout le monde; ensuite, non-seulement l'acide peut, à la longue, détériorer les pierres sur lesquelles on le répand, mais encore, en touchant les vêtements ou le linge, il peut les altérer ou les brûler. Enfin, l'abondante effervescence qui se produit peut, dans quelques circonstances, devenir une cause de gêne pour l'opération en elle-même.

Pour nous rendre compte de la quantité des désinfectants précédents (chlorure de chaux et perchlorure acide de fer) qui étaient nécessaires pour faire disparaître complétement l'odeur ammoniacale, nous avons ajouté de nouveau, et respectivement dans les matières déjà traitées par ces désinfectants, 500 grammes de chlorure de chaux très-divisé et un litre de chlorure acide formé par 250 grammes de perchlorure de fer liquide et 250 grammes d'acide chlorhydrique. Cette addition a suffi pour détruire l'ammoniaque, tellement que 24 heures après le papier de tournesol rougi était à peine teinté de bleu dans le tonneau où l'on avait mis le sel ferrique; au contraire il avait bleui dans le tonneau désinfecté par le chlorure de chaux; mais il avait fallu 24 heures pour obtenir ce résultat.

On voit d'après ce qui précède que de tous les moyens propres à la désinfection des matières fécales, le perchlorure acide de fer, tel que nous l'avons préparé, est celui qui agit le plus économiquement et avec le plus d'efficacité tant sur l'acide sulfhydrique et le sulfhydrate d'ammoniaque que sur l'ammoniaque libre.

C. — EXPÉRIENCES SUR L'ATMOSPHÈRE DES SALLES INFECTÉES.

Les expériences que nous allons rapporter ont été faites sur plusieurs salles de la Salpétrière; mais celles tentées dans les salles Sainte-Cécile et Sainte-Rosalie, de la section des incurables, où se trouvent à la fois, surtout dans la dernière salle, des cancérées et des gâteuses, nous ont paru être dans les meilleures conditions possibles pour asseoir notre jugement sur la valeur comparative de la liqueur de M. Larnaudès, de celle de M. Ledoyen et de l'hypochlorite de soude.

Il est plus difficile qu'on ne saurait le supposer de s'assurer de l'action d'un désinfectant fixe sur l'air vicié d'une salle; ce qui tient à une infinité de causes. D'abord l'organe destiné à apprécier la différence d'odeur qui peut se manifester après l'application du désinfectant est le plus souvent incapable de remplir exactement ce rôle, soit qu'il ne saisisse pas suffisamment les nuances diverses de l'odeur avant, pendant ou après la désinfection, soit qu'il ne conserve pas suffisamment le souvenir de l'odeur existant avant la désinfection quand il vient plus tard s'assurer des progrès de l'opération. D'un autre côté, dans une salle ainsi composée, les odeurs sont tellement diverses, les miasmes si abondants et si compliqués qu'il devient tout à fait impossible à un seul désinfectant de les faire disparaître tous.

Pour se faire une idée approchée de la composition d'un air vicié semblable, par exemple, à celui de la salle Sainte-Rosalie, il faut observer que les gâteuses lui fournissent de l'hydrogène sulfuré, du gaz hydrogène carboné, du gaz hydrogène phosphoré, du sulfhydrate d'ammoniaque, du carbonate d'ammoniaque, du gaz carbonique, de l'azote, etc., auxquels viennent s'ajouter non-seulement les odeurs encore inconnues dans leur nature produites par la suppuration des plaies, mais encore l'odeur particulière des gaz de l'estomac, de l'haleine, de la sueur, composée elle-même d'acides formique, acétique, butyrique et sudorique, et surtout cette odeur indescriptible qui émane du corps ou des vêtements des vieillards qui peuplent les hospices. On conçoit dès lors sur combien de matériaux divers il faut que les désinfectants agissent pour obtenir l'assainissement d'une salle, et partant, on se trouve fatalement amené à penser qu'aucun désinfectant connu n'est suffisamment efficace pour conduire à la solution d'un pareil problème. Néanmoins les expériences que nous allons rapporter nous paraissent de nature à fixer l'opinion sur la valeur relative des désinfectants qui ont été l'objet de notre examen.

MM. Ledoyen et Beaulavon sont persuadés que leur liqueur est très-efficace pour opérer la désinfection des salles. Ils rapportent une foule de cas où ce liquide a parfaitement réussi. Nous devons dire cependant que nous n'avons pas été aussi heureux dans nos tentatives que l'ont été toutes les personnes qui s'en sont servi jusqu'à présent, et qui n'ont pas craint d'adresser à ces messieurs des lettres où se trouvent des paroles plus ou moins favorables, ou même de leur donner des certificats attestant les bons effets qu'ils ont obtenu de l'emploi du liquide Ledoyen.

Une grave objection peut être faite, selon nous, à ce liquide comme moyen de désinfection des salles. C'est une liqueur dont l'élément désinfectant est complétement fixe, de sorte que ce n'est pas lui qui va dans l'atmosphère chercher les miasmes pour s'y combiner ou les détruire; au contraire, il faut que les miasmes se rendent sur le liquide pour subir le changement favorable à l'assainissement de la salle.

Pour rendre raison de cette action à distance du désinfectant sur les miasmes ou les odeurs infectes, M. Ledoyen invoque ce principe de physique établi par Berthollet : « Lorsqu'un même espace renferme différents gaz sans action chimique les uns sur les autres, chacun d'eux se répand uniformément dans tout l'espace, de façon à avoir une force élastique constante dans chaque partie du volume occupé, et cela indépendamment de la quantité relative des masses gazeuses qui forment le mélange. »

« Il résulte de là, dit M. Ledoyen, que si dans une chambre contenant de l'air et de l'acide sulfhydrique, il se trouve un point où ce dernier gaz soit détruit en passant, comme ici, à l'état de sulfure de plomb, l'équilibre étant rompu pour l'acide sulfhydrique, il se fera une sorte de déversement de celui qui eret às l'état de liberté dans la partie de l'espace où ce même gaz a disparu, pour rétablir l'uniformité de tension, et par suite le désinfectant continuant à fonctionner, tout le gaz sulfhydrique viendra dans un temps très-court se mettre en contact avec le désinfectant et sera anéanti. » . . . .

La théorie qui vient d'être exposée est vraie et rend parfaitement compte de l'action d'un désinfectant fixe sur des matières infectes, volatiles et très-diffusibles, comme l'est l'acide sulfhydrique. Mais nous sommes loin de croire qu'il faille un temps aussi court que semble le dire M. Ledoyen, et lui-même n'a pas trop compté sur cette promptitude d'action, puisqu'il a cherché à augmenter considérablement la surface absorbante de son désinfectant. M. Ledoyen a eu en effet l'excellente idée de multiplier les surfaces d'action de son liquide en confectionnant des toiles dites *sanitaires hygrométriques*, qui, tendues dans les salles, doivent nécessairement agir plus efficacement; et pour en favoriser l'action chimique, il les a rendues hygrométriques à l'aide d'une certaine proportion d'azotate de chaux, que l'on sait être très-déliquescent, propriété qui permet aux toiles de se maintenir toujours dans un état d'humidité très-favorable à la combinaison du gaz sulfhydrique avec le sel de plomb qui en fait la base.

Néanmoins, malgré ces précautions, qui peuvent sans doute avoir leur utilité dans quelques cas, et en dépit de la théorie que nous avons rapportée, les toiles n'ont pas donné des résultats aussi satisfaisants que l'on aurait pu l'espérer.

Dans les salles Sainte-Cécile et Sainte-Rosalie, de la section des incurables, MM. Ledoyen et Beaulavon ont tendu au pied de chaque lit une de leurs toiles désinfectantes, et c'est à peine si l'odorat a pu saisir la moindre amélioration après leur application, et cela malgré le soin que nous avons pris pour chercher à trouver une différence entre l'atmosphère des salles non désinfectées et l'atmosphère des mêmes salles après l'application des toiles. C'est en vain que pendant un mois nous nous y sommes rendus chaque matin avant l'ouverture des fenêtres, que nous avons tour à tour enlevé et remis les toiles : toujours notre odorat était impressionné de la même façon.

C'est que sans doute les toiles n'exercent leur action que sur un petit nombre d'odeurs infectes; c'est aussi que l'action du désinfectant sur les miasmes, ou plutôt le phénomène d'absorption des gaz par un agent fixe, n'est pas aussi instantané que le suppose M. Ledoyen; c'est que pour que l'équilibre d'un gaz répandu dans une enceinte soit alternativement rompu et rétabli dans quelques points seulement, il faut un certain temps que nous ne saurions apprécier exactement. Il y a des expériences de physique qui nous paraissent rendre mieux compte de la manière dont agit le liquide Ledoyen, nous ne dirons pas sur les miasmes, mais sur l'acide sulfhydrique, en admettant d'ailleurs que l'oxygène de l'air n'entre pas pour une certaine part dans la désinfection en décomposant lui-même l'acide sulfhydrique. Supposons donc une enceinte très-limitée et rendue humide par une surface d'eau, tellement qu'un hygromètre à cheveu y marque 100° d'humidité. Si l'on vient à retirer l'eau et à y placer au contraire un corps avide d'humidité, tel que de l'acide sulfurique concentré ou du chlorure de calcium sec, l'hygromètre arrivera peu à peu à ne marquer que 0°. Par conséquent le corps, quoique fixe, aura pu absorber toute l'humidité, ce qui constitue bien un phénomène exactement analogue à celui qui doit se passer entre les toiles précitées et les gaz méphitiques des salles. Or, pour arriver au 0°, c'est-à-dire au point où l'aiguille de l'instrument s'arrête au *maximum* de sécheresse, il ne faut souvent pas moins de 15 à 20 jours ; donc, s'il faut tout ce temps à un corps fixe très-avide d'eau pour l'absorber en entier d'une enceinte très-petite, comme l'est une cloche de quelques litres, à plus forte raison faudrait-il au moins ce temps pour que les toiles pussent absorber tout le gaz sulfhydrique d'enceintes qui mesurent plusieurs centaines de mètres cubes, et encore en admettant que les foyers d'infection n'existassent plus. A la vérité, le mouvement de l'air dans les salles doit singulièrement favoriser le contact des miasmes avec les toiles, mais jamais assez pour que la désinfection soit aussi instantanée qu'on le prétend : c'est ce qui est d'ailleurs prouvé par l'expérience.

Nous admettons en conséquence que les toiles de MM. Ledoyen et Beaulavon doivent avoir une certaine faculté désinfectante ; mais nous sommes loin de penser qu'elles ont toute l'efficacité et surtout l'instantanéité qu'ils prétendent. Quelques détails sont nécessaires pour exprimer toute notre pensée concernant ces toiles. Ainsi dans une foule de cas c'est l'hydrogène sulfuré qui rend l'air infect, et dans cette circonstance il faut tenir compte de l'action de l'oxygène de l'air sur ce gaz. On sait en effet qu'il est facilement décomposable par l'oxygène qui s'empare de son hydrogène pour former de l'eau et met à nu du soufre qui est relativement inodore. Ainsi dans quelques circonstances on a pu attribuer aux toiles une désinfection qui n'appartenait réellement qu'à l'oxygène de l'air. D'un autre côté, l'action désinfectante des toiles est nécessairement limitée par la quantité de sel de plomb qu'elles contiennent, et dont le métal ne peut réellement absorber qu'une quantité déterminée de soufre.

Par exemple, nous savons que chaque toile, d'une étendue de 1 mètre 60 centimètres de longueur sur 50 centimètres de largeur, contient environ 45 grammes de nitrate de plomb pur; par conséquent rien n'est plus facile à déterminer que la quantité d'hydrogène sulfuré qui peut sulfurer le plomb d'une pareille toile; puisqu'il suffit d'établir la proportion suivante :

$$2000{,}80\ (1) : 213{,}16\ (2) :: 450\ (3) : x$$

$$\text{Or, } \frac{21316 \times 450}{2000{,}80} = 478 \text{ d'où } x = 4{,}78$$

Ainsi, 45 grammes de nitrate de plomb absorbent pour se transformer en sulfure un poids d'acide sulfhydrique égal à 4 grammes 78 centigrammes, et une fois cette quantité absorbée, la toile doit être sans action, et encore faut-il remarquer que cette action, bien que faible à cause de la fixité du sel plombique, se ralentit encore de plus en plus à mesure que cette sulfuration approche de sa fin.

Comme on le voit, les toiles employées ainsi que nous venons de le dire dans les salles où se trouvent des foyers incessants d'infection doivent avoir une action difficilement appréciable. Nous rapporterons plus loin des circonstances où les toiles ont une efficacité beaucoup plus évidente.

Toutefois, nous ne saurions mettre en doute la bonne foi des auteurs, persuadés qu'ils ont pu eux-mêmes se laisser prendre à l'influence toute morale que la présence des toiles exerce sur l'esprit de certaines personnes dans ces circonstances où la différence est si peu sensible. C'est ainsi qu'après avoir bien constaté l'état des salles et reconnu que l'odeur était très-sensiblement la

(1) Équivalent du nitrate de plomb.
(2) Équivalent de l'acide sulfhydrique.
(3) Quantité de nitrate de plomb qui se trouve sur la toile.

même, après l'application des toiles, que ce qu'elles étaient auparavant, nous avons interrogé un certain nombre de malades des deux salles soumises à la désinfection, et tandis que les unes disaient trouver une grande différence, les autres assuraient n'en saisir aucune. La présence des toiles avait donc suffi pour faire croire à quelques personnes qu'une amélioration notable s'en était suivie.

Il en a été bien autrement du moyen de désinfection que nous avons mis en pratique dans les mêmes salles. Ce moyen consistait simplement à placer à terre, au pied de chaque lit, un petit pot de faïence contenant environ 125 grammes d'hypochlorite de soude. Bien que l'on ne puisse pas dire que la désinfection ait été complète, cependant il nous a été facile de reconnaître, ainsi qu'il l'a été à toutes les malades et les employées, que l'air avait été rendu infiniment plus respirable que par l'usage des toiles de MM. Ledoyen et Beaulavon. Nous avons continué l'action désinfectante du chlorure de soude pendant une quinzaine de jours et le résultat a toujours été identique ; c'est-à-dire que dans ces circonstances l'odorat reconnaissait facilement le changement favorable qui s'était opéré dans l'air des salles.

Au bout de ce temps nous avons laissé les salles dans leur état ordinaire pendant quelques jours. Alors nous avons tenté un essai de désinfection par le liquide de Larnaudès : mais disons-le tout de suite, il a été tout à fait impossible de constater la moindre amélioration dans l'atmosphère des salles. Il y a mieux, c'est qu'il est difficile d'admettre que cette amélioration soit possible, ce qui tient à ce que M. Larnaudès n'a pas, comme MM. Ledoyen et Beaulavon, eu l'idée de confectionner des toiles qui pussent offrir aux miasmes une large surface d'action ; aussi avons-nous dû nous borner à placer au pied de chaque lit un petit pot contenant du liquide antiméphitique ; et comme cet agent est entièrement fixe, il s'ensuit que nous retombons dans la lenteur d'action que nous avons reprochée au liquide de M. Ledoyen.

D'ailleurs là, comme dans nos expériences sur les matières fécales, nous nous sommes aidés des papiers réactifs de plomb et de tournesol rougi. Le papier plombique avait été préparé avec un mélange d'acétate de plomb et d'acétate de potasse, dans le but de le rendre plus hygrométrique et favoriser ainsi l'action chimique des gaz sur le sel de plomb. Ces papiers ont été placés en plusieurs endroits dans les salles avant le commencement des expériences. Au bout de quinze jours le papier plombique était légèrement teinté en brun jaunâtre, tandis que le papier de tournesol avait très-manifestement viré au bleu. Après l'application des toiles de MM. Ledoyen et Beaulavon, le papier plombique était à peine moins coloré au bout de quinze jours et le papier de tournesol rougi était revenu au bleu comme auparavant. Le liquide de M. Larnaudès s'est montré complétement impuissant à empêcher la coloration en brun jaunâtre du papier plombique et en bleu du papier de tournesol rougi, dans le même espace de temps. Au contraire, au bout de quinze jours, dans l'expérience faite avec le chlorure de soude, les papiers réactifs n'avaient pas sensiblement changé de couleur.

Il résulte des faits que nous venons de rapporter que le chlorure de soude a été infiniment plus efficace dans la désinfection des salles précitées que les liquides Ledoyen et Larnaudès, et cela se conçoit sans difficulté. Non-seulement le chlore est capable de décomposer l'hydrogène sulfuré, l'hydrogène phosphoré, l'ammoniaque et les matières organiques hydrogénées volatiles en s'emparant de leur hydrogène ; non-seulement l'acide chlorhydrique qui résulte de la combinaison du chlore et de l'hydrogène peut aussi neutraliser une certaine quantité d'ammoniaque, mais encore le chlore, étant volatil, se répand aussitôt dans toutes les parties de l'atmosphère et va pour ainsi dire à la rencontre des gaz méphitiques qui sont à décomposer; et ainsi s'explique la grande différence que nous avons observée et surtout la promptitude d'action que nous avons pu saisir avec l'hypochlorite de soude comparé aux deux autres désinfectants.

Il est un autre avantage que présente l'hypochlorite de soude sur les autres moyens et qui consiste en ce que l'acide hypochloreux qui se trouve combiné à la soude n'est que peu à peu mis en liberté par l'action de l'acide carbonique de l'air. Donc, avec lui, on prive l'air d'une certaine proportion de son acide carbonique. D'ailleurs, l'acide hypochloreux ne peut exister à l'état de liberté sans se décomposer en chlore et en oxygène. Cet oxygène se porte sur le sodium d'une portion de chlorure de sodium qui existe toujours dans l'hypochlorite, et une nouvelle quantité de chlore est mise à nu ; de sorte que l'on a deux sources de chlore : 1° celui qui provient de l'acide hypochloreux ; 2° celui qui était combiné au sodium. Comme on le voit, dans ce moyen tout tourne au profit de la respiration.

A la vérité il ne faut pas que le chlore soit en excès dans l'atmosphère, afin de ne pas porter de trouble dans les organes de la respiration ; mais l'expérience que nous avons faite dans les salles Sainte-Cécile et Sainte-Rosalie prouve qu'il est facile d'obtenir ce résultat, puisque les personnes qui entraient dans les salles, venant du dehors, ne pouvaient même pas y soupçonner la présence du chlore ; puisque aucune des malades n'a accusé aucune gêne dans la respiration et que toutes, au contraire, ont trouvé que l'air était *moins épais*, selon leur expression.

Cependant nous devons ajouter que le liquide de M. Ledoyen employé avec intelligence peut rendre de grands services dans les salles de malades. C'est ainsi qu'à Bicêtre, dans les salles Saint-Victor et Saint-Prosper du service du docteur Desprez, on l'emploie depuis assez longtemps déjà, et tous les employés, à commencer par MM. le directeur et le chirurgien, s'accordent à le regarder comme un des meilleurs agents de désinfection. Il est vrai que l'on a grand soin de tenir du liquide dans toutes les chaises percées ; le nettoiement des vases de nuit ne se fait qu'avec e liquide Ledoyen étendu d'eau, et si l'on peut reprocher au nitrate de plomb d'encroûter les vases d'une couche noire de sulfure de plomb, cet inconvénient est amplement compensé par l'avantage d'avoir dans les salles où il est employé une atmosphère sans odeur et par conséquent dans de bonnes conditions hygiéniques. Deux fois nous avons visité ces salles, et chaque fois, devons-nous dire, nous avons pu apprécier les avantages de la méthode.

Il faut toutefois ajouter que les salles précitées sont loin de ressembler aux salles sur lesquelles, à la Salpêtrière, nous avons expérimenté. A Bicêtre les salles, relativement au nombre des malades, sont spacieuses, nouvellement restaurées et faciles à aérer. D'un autre côté les vases sont vidés presque aussitôt que l'on s'en est servi, de sorte que ce n'est que passagèrement qu'il s'y répand des mauvaises odeurs, et sous ce rapport il n'y a rien de comparable avec l'état des salles précitées de la Salpétrière. En effet celles-ci sont très-anciennement construites; elles offrent moins d'espace relativement au nombre des malades et sont moins faciles à aérer complétement. De plus, la plupart des malades étant cancérées ou gâteuses, il y a une production incessante de mauvaises odeurs que l'on ne peut pas toujours faire disparaître aussitôt, et dont quelques-unes échappent d'ailleurs certainement à l'action des toiles de MM. Ledoyen et Beaulavon.

Enfin on a fait aussi usage à Bicêtre du liquide antiméphitique de M. Larnaudès; mais M. le directeur, qui a pris la peine de suivre ces désinfections afin de se rendre bien compte des avantages de l'un et de l'autre procédé, a reconnu de son côté que le liquide Ledoyen lui était supérieur quant à sa propriété désinfectante. Nous verrons plus loin qu'il est possible, jusqu'à un certain point, d'expliquer cette différence, quoique *à priori* cela semble difficile, ce qui n'empêche pas le liquide de M. Larnaudès d'être un bon désinfectant, ainsi que l'attestent des certificats signés de noms honorables.

D. — EXPÉRIENCES SUR DES MATIÈRES ANIMALES EN PUTRÉFACTION.

Les circonstances dans lesquelles le liquide de M. Ledoyen et les toiles sanitaires nous ont paru agir avec une efficacité qui n'admet pas le moindre doute, sont celles qui consistent dans son application à des foyers d'infection parfaitement connus et délimités : car alors on peut les enfermer pour ainsi dire dans une enceinte close dont les parois sont entièrement occupées par le désinfectant. Dans ces conditions les odeurs méphitiques, pour sortir de cette enceinte, étant forcées de se trouver au contact du désinfectant, se décomposent si elles sont de nature à subir quelque altération de la part du sel plombique qui en est la base.

C'est ainsi que des cadavres pris à la Morgue dans un état de putréfaction déjà très-avancée, ont perdu assez rapidement leur mauvaise odeur par des lavages faits à grande eau avec le liquide désinfectant de M. Ledoyen. On eût obtenu le même résultat en les enveloppant de toiles sanitaires ou simplement de tissus imprégnés de liquide Ledoyen. Toutefois, si dans un grand nombre de cas il est sans inconvénient de faire intervenir l'emploi de ce liquide dans la conservation des cadavres, il est hors de doute qu'il peut être des circonstances où il doit être rigoureusement interdit : par exemple lorsque la justice doit faire opérer des recherches toxicologiques.

Une des meilleures applications du liquide de M. Ledoyen consiste dans son emploi au pansement de plaies plus ou moins infectes. En les recouvrant en effet, après le pansement, d'une toile imbibée de ce liquide, on a dans une foule de cas réussi à cerner la mauvaise odeur dans les linges du pansement. Enfin on s'explique encore pourquoi, lorsque des substances en putréfaction, des linges à pansements salis et infectés ont été renfermés dans des caisses dont les parois étaient recouvertes de toiles sanitaires de MM. Ledoyen et Beaulavon, celles-ci ont réussi à empêcher toute mauvaise odeur de se répandre au dehors des caisses.

On comprend, d'après ce qui vient d'être dit, que si l'on habite près d'un foyer d'infection et qu'il y ait une ou plusieurs issues limitées par lesquelles les mauvaises odeurs arrivent, il suffira de placer des toiles à ces issues mêmes, de manière à forcer le gaz à les traverser, pour être à peu près assuré que l'on n'aura plus à craindre ces mauvaises odeurs.

C'est même dans ces circonstances que les toiles peuvent avoir leur utilité, dégagée des inconvénients que peut présenter l'emploi des hypochlorites, car la fixité du désinfectant, qui était un défaut pour la désinfection de l'air d'une enceinte que l'on habite, devient un avantage pour le cas dont il s'agit, puisque, étant en dehors et le sel étant fixe, on n'a pas à craindre qu'il ne vienne troubler la pureté de l'air que l'on respire. Au contraire, l'usage des hypochlorites qui, en émettant un désinfectant volatil, le chlore, a l'avantage d'aller chercher dans toutes les parties de l'enceinte le gaz méphitique qu'il doit décomposer, présenterait dans les mêmes circonstances l'inconvénient de donner du chlore qui, ne trouvant pas à être utilisé dans l'air, finirait par fatiguer la respiration.

MM. Ledoyen et Beaulavon possèdent plusieurs certificats qui attestent d'ailleurs l'efficacité de leurs toiles sanitaires appliquées dans des circonstances plus ou moins analogues à celles que nous venons de déterminer.

Quant au liquide de M. Larnaudès, nous pensons qu'il aurait à peu près les mêmes propriétés que le liquide Ledoyen ; mais comme nous n'avons pu l'étudier dans des conditions tout à fait identiques, puisque M. Larnaudès n'a point fait avec son liquide des toiles hygrométriques, il s'ensuit que nous n'avons aucune certitude à cet égard.

M. Ledoyen a pensé que les plaies à odeurs infectes, telles que les gangrènes, les cancers, les suppurations des articulations, etc., devaient bien se trouver d'un pansement direct avec son liquide coupé d'eau dans des proportions variables, selon le degré d'irritabilité des plaies. « Si, dit-il, au premier pansement, il y a pus de mauvais caractère, le liquide peut s'employer à son degré ordinaire ; pour les autres pansements on mélange graduellement, et en raison des progrès d'amélioration, de 1, 2, 3, 4, 5 et 6 parties d'eau. » On remarque que les linges et la charpie qui servent aux premières applications prennent en général une teinte noire, due au sulfure de plomb qui s'est formé ; mais cette teinte disparaît peu à peu, à mesure que l'assainissement des plaies se produit. Quelques praticiens recommandables des hôpitaux et hospices paraissent, dans certains cas, s'être bien trouvés de ce liquide employé dans ces conditions ; mais nous devons dire qu'il n'en a pas toujours été ainsi dans le service de M. Cazalis, à la Salpétrière. Ce médecin craint qu'il n'y ait une foule de cas où l'emploi du sel métallique qui en est la base, employé directement, puisse n'être pas sans danger. D'ailleurs on obtient de tout aussi bons résultats par l'emploi de l'hypochlorite de soude, qui a sur lui l'avantage de présenter toujours des plaies d'une bien meilleure nature.

E. — EXPÉRIENCES SUR DES MATIÈRES ANIMALES FACILEMENT PUTRESCIBLES, MAIS NON EN VOIE DE PUTRÉFACTION.

En présence de la plus ou moins grande permanence dans la désinfection faite avec les agents que nous avons employés, et surtout guidés par l'idée de M. Ledoyen, qui consiste à penser que l'azotate de plomb seul jouit de la curieuse propriété d'empêcher la fermentation putride, nous avons dû rechercher si en effet cette propriété était bien plus prononcée dans l'azotate de plomb que chez les autres substances désinfectantes.

Quoique depuis longtemps on connaisse des corps qui possèdent la propriété de retarder ou d'empêcher la putréfaction des matières organiques, néanmoins nous avons voulu soumettre à des expériences comparatives les principaux agents de désinfection que nous avions entre les mains, afin de connaître leur efficacité relative dans la conservation des matières animales. Pour cela nous avons choisi le lait et l'urine, substances qui se putréfient avec une facilité remarquable.

Le 26 septembre nous avons disposé six flacons différents, dans chacun desquels nous avons mis 250 grammes de lait pur et récent. Dans l'un nous avons ajouté $1^{gr},505$ d'azotate de plomb; dans un second $0^{gr},807$ de sulfate de fer; dans le troisième $0^{gr},895$ de sulfate de zinc; dans le quatrième 1,558 de sulfate de cuivre, quantités qui représentent la moitié de l'équivalent chimique de chacun des métaux qui sont la base des sels employés. Quant aux deux autres flacons, nous avons mis dans l'un du chlorure de chaux sec (hypochlorite), et dans l'autre de l'hypochlorite de soude. Comme il était difficile, vu la composition très-variable de ces hypochlorites, de connaître exactement la quantité qu'il en fallait mettre pour représenter un équivalent de chlore, nous avons pensé qu'il suffisait, pour l'administration des hôpitaux, de mettre une quantité de chaque hypochlorite qui représentât un prix de revient égal, et c'est pour cette raison que nous avons mis dans l'un des flacons $0^{gr},5$ de chlorure de chaux du commerce, et dans l'autre 5 grammes de chlorure de soude.

Ces diverses substances bien mêlées au lait, on a abandonné le tout à lui-même pendant quatre mois, et nous avons observé, en définitive, au bout de ce temps, que le lait n'avait contracté aucune odeur putride, qu'il s'était caillé et qu'il avait seulement pris l'odeur qu'aurait un lait aigri conservé deux ou trois jours en temps ordinaire; que néanmoins il s'était, dans le courant de l'expérience, dégagé un peu de gaz que nous n'avons pas eu le temps d'analyser, mais qui paraissait être plus ou moins abondant, selon l'espèce de sel employé. C'est ainsi que chaque fois que nous ouvrions les flacons pour constater les progrès de l'expérience, les uns, tels que l'azotate de plomb, le sulfate de fer et le sulfate de cuivre, ne donnaient que des traces de gaz, tandis que le sulfate de zinc et les hypochlorites de chaux et de soude en dégageaient beaucoup plus, ce que nous avons facilement reconnu par la manière explosible avec laquelle le bouchon partait en ouvrant le flacon. Enfin l'hypochlorite de soude en a fourni une telle quantité qu'en se dégageant il a produit une véritable effervescence qui a fait monter le mélange au-dessus des bords du flacon et en a fait perdre une certaine quantité. Il faut dire que les flacons avaient tous été laissés une dizaine de jours, vers la fin de l'expérience, sans avoir été débouchés.

On peut supposer que l'acide lactique qui s'est formé dans le lait, en réagissant sur du carbonate de soude ou du carbonate de chaux mêlé aux hypochlorites, a pu donner lieu à un dégagement d'acide carbonique, et qu'ainsi les phénomènes précités peuvent s'expliquer; mais il n'en est pas ainsi du sulfate de zinc, qui, parfaitement cristallisé, ne pouvait certainement pas donner lieu à une pareille réaction.

Comme on le voit, bien que ces expériences laissent beaucoup à désirer au point de vue de la réaction chimique qui se passe dans l'action de ces divers sels sur le lait, néanmoins on peut reconnaître que ces sels paraissent agir à peu près de la même façon pour le rendre imputrescible, mais que pourtant on reconnaît aussi une action différente quant à la quantité de gaz dont ils déterminent la formation.

Cette différence d'action est rendue bien plus sensible dans les mêmes expériences faites avec de l'urine à la plaee du lait. Pareillement six bouteilles, contenant chacune 850 grammes d'urine humaine fraîche, ont reçu les quantités respectives des mêmes sels que nous avons indiqués plus haut pour le lait, et on les a abandonnées à elles pendant à peu près le même temps, en ayant soin de les ouvrir tous les jours, pour examiner les progrès de l'expérience.

Pendant une quinzaine de jours nous n'avons réellement constaté aucune mauvaise odeur appréciable, et nous avons laissé les flacons sans les ouvrir pendant quelques jours ; au bout de ce temps nous avons remarqué une légère différence d'odeur qui n'a fait qu'augmenter avec le temps, de telle sorte qu'en définitive, deux mois après le commencement de l'expérience nous avons pu constater les résultats suivants, qui malheureusement ne peuvent que difficilement être décrits, parce que les mots manquent pour exprimer nettement les différences d'odeur, bien tranchées pourtant, que nous avons reconnues.

Voici ces résultats :

Avec le chlorure de chaux, précipité blanc-grisâtre; odeur d'urine presque normale; seulement ammoniacale;

— — — soude, — nul ou plutôt nuageux; odeur aromatique plutôt agréable, rappelant celle de l'acide chlorhydrique;

— sulfate de cuivre, — brun-marron; odeur se rapprochant de l'urine normale, mais cependant un peu désagréable;

— — — fer, — gris légèrement verdâtre; odeur désagréable;

— — — zinc, — gris un peu rougeâtre; odeur désagréable, fade, repoussante;

— l'azotate de plomb, — blanc; odeur très-analogue à la précédente, mais encore exagérée.

Les diverses odeurs nous ayant paru ammoniacales, nous avons dû chercher à saisir les différences qui existaient entre elles. Dans ce but, nous avons, à l'aide d'une épingle, fixé à l'extrémité du bouchon de chaque fiole un petit carré de papier de tournesol fortement rougi, et nous les avons rebouchées et laissées 24 heures. Au bout de ce temps, nous avons reconnu que les petits papiers avaient pris des teintes très-diverses que nous allons faire connaître en les plaçant dans l'ordre de leur plus grand changement, c'est-à-dire en allant du rouge au bleu :

Sulfate de cuivre, rouge presque normal.
Chlorure de soude, nuance à peine violacée.
Sulfate de zinc, — violacée.
Azotate de plomb, violacé prononcé.
Sulfate de fer, — plus prononcé.
Chlorure de chaux, violet assez foncé.

Si l'on tenait à mieux exprimer ces différences, il faudrait diviser l'intervalle des deux extrêmes en 100 parties, à compter du rouge normal du papier que l'on appellerait 100 et à finir au bleu du tournesol non rougi que l'on appellerait 0 et dire :

Sulfate de cuivre,	=	90	à	100.
Chlorure de soude,	=	85	à	90.
Sulfate de zinc,	=	70	à	80.
Azotate de plomb,	=	40	à	50.
Sulfate de fer,	=	20	à	25.
Chlorure de chaux,	=	5	à	10.

On comprend que ces chiffres ne peuvent être qu'approximatifs; mais ils font mieux sentir l'intervalle des nuances que ce que nous venons de dire.

Ajoutons que l'urine conservée par le chlorure de chaux, quoique ayant conservé son odeur presque normale, est la seule qui ait permis la formation de végétaux microscopiques appartenant à la classe des champignons et ayant à peu près l'apparence d'une moisissure blanchâtre. Ce fait se conçoit aisément si l'on remarque que ces végétaux se développent surtout dans les lieux où se trouvent des matières en décomposition et où, en même temps, il y a formation d'une assez forte proportion d'ammoniaque (1).

Il résulte évidemment de ce qui précède que si les sels précités s'opposent à la fermentation putride du lait, les sulfates de fer et de zinc ainsi que l'azotate de plomb ne s'opposent que peu de temps à la putréfaction de l'urine, surtout le sulfate de zinc et l'azotate de plomb, qui ont bien moins manifestement empêché tcete putréfaction. Or, on remarquera que le sulfate de zinc est précisément le sel qui fait la base du liquide antiméphitique de M. Larnaudès et que l'azotate de plomb est le sel qui constitue

(1) Depuis la présentation de ce rapport à M. le directeur de l'administration de l'assistance publique, les urines conservées avec le chlorure de soude, le sulfate de fer et le sulfate de zinc ont présenté des végétations analogues, mais à des époques très-différentes. Leur apparition a eu lieu un mois environ après le commencement de l'expérience dans les urines au chlorure de chaux ; deux mois et demi après dans celles au chlorure de soude ; trois mois après dans celles au sulfate de fer ; et enfin ce n'est que depuis quelques jours (trois mois et demi après) que se montrent les commencements d'une végétation analogue dans les urines au sulfate de zinc. Rien n'indique encore que les urines contenant du sulfate de cuivre et de l'azotate de plomb offriront un semblable phénomène.

le liquide désinfectant de M. Ledoyen. A quoi tiennent donc les différences que nous avons remarquées pendant la désinfection des latrines et des égouts dans la manière d'agir des liquides de MM. Krammer, Ledoyen et Larnaudès, que nous avons essayé comparativement? C'est ce que nous essayerons d'expliquer dans les réflexions générales qni vont suivre.

Quoi qu'il en soit, nous avons encore essayé comparativement l'action des liquides Ledoyen et Larnaudès sur la chair des animaux, et nous avons pu nous assurer que des pièces anatomiques conservées depuis six mois au moins dans l'un comme dans l'autre liquide n'ont pas contracté la moindre mauvaise odeur.

Réflexions générales.

Nous avons dit autre part que tous les sels ayant pour base un métal capable de former avec le soufre un sulfure insoluble pouvaient être indifféremment employés comme désinfectants; car non-seulement leurs oxydes peuvent s'emparer du gaz sulfhydrique en formant de l'eau et un sulfure, mais ils peuvent aussi décomposer le sulfhydrate d'ammoniaque qui se rencontre souvent là où il se forme en même temps et du gaz sylfhydrique et de l'ammoniaque, comme cela a lieu dans les fosses d'aisances. Dans ce cas, l'oxyde agit toujours comme nous venons de le dire sur l'acide sulfhydrique, tandis que l'acide du sel forme avec l'ammoniaque un sel moins volatil, et ainsi s'explique la disparition totale de toute odeur sulfhydrique si le désinfectant est en quantité suffisante et si on l'a placé dans des circonstances convenables pour qu'il ait pu étendre son action sur tout le gaz infectant.

Comme en général c'est le gaz sulfhydrique ou le sulfhydrate d'ammoniaque que l'on a le plus d'intérêt à faire disparaître ou plutôt à décomposer, on voit que le problème se réduit à une pure question d'économie. Or, si l'on observe qu'un équivalent d'acide sulfhydrique ou de sulfhydrate d'ammoniaque exige toujours pour sa décomposition une quantité d'un sel telle qu'il y ait un équivalent de métal, il n'est pas difficile de calculer approximativement quel sera le sel métallique qu'il y aura avantage à employer dans une désinfection économique. Mais pour bien se rendre compte de cette économie, il faut entrer dans quelques considérations chimiques que nous devons faire connaître ici.

Les métaux qui servent de base aux sels employés comme désinfectants sont le plus ordinairement le fer, le manganèse, le zinc, le cuivre et le plomb. Mais des poids égaux de ces métaux n'absorbent pas tous une égale quantité de soufre, et par conséquent ne décomposent pas tous une même quantité d'acide sulfhydrique ou de sulfhydrate d'ammoniaque ; ce qui s'exprime en disant que l'équivalent chimique de tel métal est plus élevé que celui de tel autre métal ; par exemple :

L'équivalent	du	plomb	=	1233,50
—	—	cuivre	=	791,39
—	—	zinc	=	403,00
—	—	manganèse	=	345,89
—	—	fer	=	339,21.

Ce qui veut dire que l'équivalent du soufre étant = 201,16, il faut, en exprimant ces nombres par kilogrammes, 1,233 kilogr. 500 gr. de plomb pour absorber 201 kilog. 160 gr. de soufre et former un sulfure de plomb ; tandis qu'il ne faut que 339 kilog. 210 grammes de fer pour former avec une pareille quantité de soufre un sulfure correspondant au sulfure de plomb précédent. La même quantité de soufre exigerait 791 kilog. 390 grammes de cuivre ; 403 kilog. de zinc et 345 kilog. 890 grammes de manganèse. Il résulte de cet aperçu qu'à prix égal le plomb serait le plus cher des métaux à employer et que le fer offrirait près de trois fois plus d'économie que le plomb. Mais le cuivre, le plomb, le zinc sont, à poids égaux, plus chers que le fer ; conséquemment tout l'avantage se trouve du côté du fer comme base du sel à employer dans les désinfections.

Le même raisonnement peut être appliqué aux acides qui sont combinés aux oxydes métalliques. En effet, les acides qui salifient le plus ordinairement les métaux employés à la désinfection sont les acides azotique, sulfurique et chlorhydrique. Or :

l'équivalent chimique de l'acide	azotique	=	677,30
—	sulfurique	=	501,16
—	chlorydrique	=	455,12

Ce qui veut dire, en transformant en kilogrammes ces divers

équivalents, que tandis qu'il faut 677 kilogrammes 300 grammes d'acide azotique ou 501 kilogrammes 160 grammes d'acide sulfurique pour neutraliser une quantité d'oxyde de fer contenant 100 kilogrammes d'oxygène, il ne faut que 455 kilogrammes 120 grammes d'acide chlorhydrique pour la même quantité d'oxyde de fer. Il s'ensuit qu'à prix égal l'acide chlorydrique présenterait dans son emploi une économie évidente sur l'acide sulfurique, et à plus forte raison sur l'acide azotique. Mais, de plus, l'acide azotique, à poids égal, est plus cher que les acides sulfurique et chlorhydrique; conséquemment les acides chlorhydriques ou sulfuriques combinés au fer constituent les désinfectants les plus économiques à employer sous tous les rapports.

Il y a mieux : c'est que tandis que dans l'état ordinaire des choses 1,233 kilogrammes 500 grammes de plomb ne peuvent absorber que 100 kilogrammes d'oxygène pour constituer l'oxyde de plomb qui dans un sel est uni à l'acide, il s'ensuit que l'oxyde ne décomposera qu'une quantité d'acide sulfhydrique ou de sulfhydrate d'ammoniaque capable de ne donner que 201 kilogrammes 160 grammes de soufre pour former un sulfure qui correspond au protoxyde de plomb. Au contraire, le fer passant facilement à l'état de peroxyde et, dans le sel, 339 kilogrammes 210 grammes de ce métal pouvant absorber 150 kilogrammes d'oxygène, il s'ensuit que cette quantité de métal salifié exigerait pour sa sulfuration totale une quantité d'acide sulfhydrique ou de sulfhydrate d'ammoniaque capable de donner 301 kilogrammes 740 grammes de soufre pour former un sulfure correspondant au sesqui-oxyde de fer. Mais il n'en est pas tout à fait ainsi, parce qu'il est rare que tout le fer soit dans le sel à l'état de peroxyde, et l'on n'obtient d'ordinaire par sa décomposition qu'un sulfure analogue au *fer sulfuré magnétique,* lequel est formé de 2 équivalents de proto-sulfure et de 1 équivalent de bi-sulfure; mais il n'en resulte pas moins que 3 équivalents de persel de fer décomposeront 4 équivalents d'acide sulfhydrique ou de sulfhydrate d'ammoniaque, tandis que 3 équivalents de sel de plomb ne pourront jamais décomposer que 3 équivalents de ces mêmes corps. Il y aurait donc en réalité, en admettant un prix et un poids égaux, une économie d'un quart à employer le sel de fer peroxydé de préférence au sel de plomb.

Il résulte du raisonnement qui précède que l'on arrive à reconnaître trois sources d'économie en faveur du perchlorure de fer, savoir : 1° économie sur le métal ; 2° économie sur l'acide ; 3° et économie sur la quantité proportionnelle de gaz sulfhydrique décomposé.

Il est un point important de la question sur lequel nous devons appeler l'attention des hommes qui s'occupent de désinfection et qui ne se sont pas suffisamment rendu compte des causes de la production du gaz sulfhydrique. Cette production de gaz, dans les matières fécales, peut avoir deux origines différentes, savoir : 1° la combinaison à l'état naissant de l'hydrogène qui se produit pendant la digestion des substances alimentaires avec le soufre contenu dans les manières albuminoïdes ; 2° la décomposition des sulfates solubles qui se retrouvent dans les aliments solides et liquides. En effet, sous l'influence d'une certaine chaleur et en présence d'une matière organique, les sulfates alcalins solubles se transforment en sulfures dont l'odeur est si caractéristique. En présence de ce fait, il importe de ne jamais faire entrer de sulfates dans la composition d'un désinfectant ; car l'acide sulfurique, en abandonnant son oxyde, qui devra fixer le soufre de l'acide sulfhydrique, se combinera avec une base alcaline contenue dans la matière ; et peu à peu, sous l'influence des matières organiques, le nouveau sulfate se convertira en sulfure alcalin qui continuera à donner l'odeur sulfhydrique que l'on a cherché à détruire. C'est parce que bien des auteurs ont méconnu ce principe que leurs procédés, qui réussissent tout d'abord à désinfecter les matières fécales, ne les désinfectent pas avec la permanence que l'on doit rechercher en cette occasion.

C'est évidemment à cause de cela que le procédé de M. Ledoyen présente un avantage marqué sur les autres. En effet, non-seulement le sel employé n'est pas un sulfate, mais aussi c'est un sel de plomb qui décompose les sulfates alcalins pour former un sulfate de plomb insoluble sur lequel la matière organique reste à peu près sans action. Ainsi, tandis que la plupart des désinfectants ne font que s'emparer du gaz sulfhydrique tout formé dans les matières fécales, sans détruire les sulfates alcalins solubles qui, en se décomposant ultérieurement, continuent à répandre une mauvaise odeur, au contraire l'azotate de plomb réagit à la fois et sur l'hydrogène sulfuré tout formé et sur les sulfates. En détruisant toutes les causes d'infection sulfhydrique, le liquide de M. Ledoyen doit nécessairement avoir une permanence d'action que n'auraient pas les désinfectants qui n'agiraient pas d'une manière analogue.

Comme l'économie est le point capital de la question relative à la désinfection soit qu'elle s'adresse à la salubrité publique, soit qu'elle s'adresse à l'agriculture, soit qu'elle s'adresse aux administrations publiques, il nous a semblé que nous devions nécessairement l'examiner avec détail sous ce point de vue ; voilà pourquoi nous lui avons consacré un chapitre particulier à la fin de ce rapport.

Conclusions.

Afin de condenser autant que possible les principaux faits consignés dans ce rapport, nous les résumerons de la manière suivante :

1° Dans la désinfection des égouts et des latrines, nous n'avons expérimenté que sur le liquide Krammer, le liquide Larnaudès, le liquide Ledoyen et le chlorure de chaux. Ce dernier corps s'est incontestablement montré le meilleur moyen de désinfection : après lui vient le liquide de M. Ledoyen, qui a présenté une permanence d'action égale à celle du chlorure de chaux et double de celle qu'a offert le liquide de M. Larnaudès, qui cependant désinfecte bien aussi ; mais ces procédés, à l'exception du chlorure de chaux, font disparaître peu d'ammoniaque ;

2° En essayant directement sur les matières fécales les désinfectants qui étaient à notre disposition, nous avons reconnu qu'ils agissaient d'autant mieux, *à prix égal*, qu'ils sont placés plus haut dans l'ordre qui suit :

Perchlorure acide de fer ;
Hypochlorite de chaux ;
Liqueur de Ledoyen ;
Liqueur de Larnaudès.

Mais nous avons fait connaître les inconvénients qui accompagnent l'emploi du perchlorure acide de fer et de l'hypochlorite de chaux, lesquels, du reste, comme le liquide de Ledoyen, ont l'avantage de ne pas introduire de sulfates dans les matières fécales. En raison de ces inconvénients, le liquide de Ledoyen présente un avantage qui le fera sans doute rechercher ; mais il ne faudra pas oublier qu'il est le plus cher et qu'il n'agit que faiblement sur l'ammoniaque des fosses d'aisances ;

3° Sur l'atmosphère des salles, c'est encore le chlore, sous la forme d'hypochlorite de soude, qui a réussi le mieux à enlever le plus de mauvaises odeurs, ce que l'odorat a pu très-bien apprécier, tandis que le liquide Ledoyen, employé même sous forme de toiles dites *sanitaires*, et quoique devant théoriquement avoir une certaine action désinfectante, n'a pas cependant purifié l'air des salles Sainte-Cécile et Sainte-Rosalie, de la section des incurables, de manière à faire que l'odorat pût saisir une différence quelconque. Cela tient essentiellement à ce que le chlore, qui est volatil, se répand dans l'atmosphère et décompose non-seulement l'acide sulfhydrique, mais aussi sans doute d'autres substances organiques odorantes, en s'emparant de leur hydrogène. Au contraire l'azotate de plomb (base du liquide Ledoyen) étant fixe, il faut que tout l'air infecté ait passé au contact des toiles pour avoir perdu son hydrogène sulfuré seulement; car s'il s'y trouve d'autres odeurs, nous ne savons pas bien encore comment l'azotate de plomb agirait sur elles dans ces circonstances.

4° Mais s'il s'agit d'enceindre un foyer d'infection de peu d'étendue et dont la mauvaise odeur soit due surtout à l'acide sulfhydrique, les toiles sanitaires de MM. Ledoyen et Beaulavon sont à coup sûr ce qu'il y a de mieux à employer ; car l'air infecté, pour se répandre au dehors de l'enceinte dont les parois seraient formées par des toiles sanitaires, ne le ferait qu'après avoir perdu son hydrogène sulfuré au contact de l'azotate de plomb. La non volatilité du sel est ici d'un emploi précieux, puisque l'on est sûr que l'atmosphère ne s'en charge pas ; tandis qu'avec l'hypochlorite de soude on s'exposerait à respirer une certaine quantité de chlore qui, n'étant pas utilisé dans l'atmosphère, pourrait fatiguer les organes de la respiration.

5° La plus ou moins grande permanence d'action nous a conduit à essayer les bases de tous ces désinfectants sur des matières animalisées fraîches pour connaître comparativement l'action spéciale qu'elles exercent sur elles. Le résultat général a été que toutes s'opposent au moins pendant quatre mois à la putréfaction du lait; que les liquides Ledoyen et Larnaudès s'opposent pendant six mois au moins à la putréfaction de la chair musculaire; que l'urine se conserve plus longtemps dans son état normal avec le sulfate de cuivre, le chlorure de chaux et le chlorure de soude qu'avec le sulfate de fer, le sulfate de zinc et l'azotate de plomb; que ces derniers sels surtout n'ont pas empêché l'urine de prendre au bout de deux mois une odeur réellement infecte;

6° Enfin, dans des réflexions générales, nous discutons la question d'économie qui est, en résumé, favorable sous tous les rapports au chlorure de fer, et nous démontrons que les sulfates sont de tous les sels ceux qui conviennent le moins à une désinfection permanente, attendu que les sulfates alcalins qui se forment pendant la désinfection ne tardent pas à se décomposer en présence de la matière organique, d'où résulte un sulfate alcalin qui dégage à l'air de l'acide sulfhydrique. Le liquide Ledoyen a cela d'avantageux que non-seulement il n'introduit pas de sulfates dans les matières à désinfecter; mais encore, par son oxyde de plomb, il décompose les sulfates qui se trouvent dans ces matières en formant un sulfate insoluble sur lequel les matières organiques sont à peu près sans action.

BIBLIOTHÈQUE IMPÉRIALE

www.ingramcontent.com/pod-product-compliance
Ingram Content Group UK Ltd.
Pitfield, Milton Keynes, MK11 3LW, UK
UKHW022000260726
13994UKWH00004B/1879

9 782329 425337